L'OREILLE ET LE BRUIT

OU

TRAUMATISME DE L'ORGANE PAR VIBRATIONS VIOLENTES

MOYEN PRÉVENTIF A DOUBLE EFFET

CONSERVANT L'AUDITION DE LA PAROLE AU MILIEU DU BRUIT

PAR LUI ATTÉNUÉ

(Hygiène professionnelle et militaire)

PAR

ÉT. FERRAND

Pharmacien, chimiste-expert, Membre du Conseil d'hygiène, etc. (Lyon)

LYON

ASSOCIATION TYPOGRAPHIQUE

F. PLAN, rue de la Barre, 12.

1890

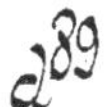

L'OREILLE ET LE BRUIT

OU

TRAUMATISME DE L'ORGANE PAR VIBRATIONS VIOLENTES

———

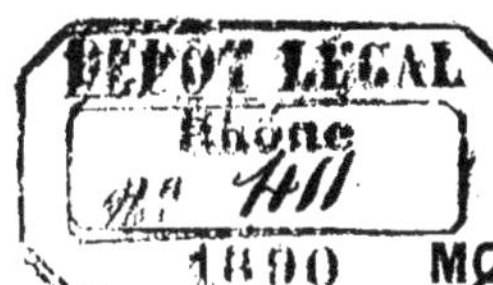

MOYEN PRÉVENTIF A DOUBLE EFFET

CONSERVANT L'AUDITION DE LA PAROLE AU MILIEU DU BRUIT

PAR LUI ATTÉNUÉ

(Hygiène professionnelle et militaire)

PAR

ÉT. FERRAND

Pharmacien, chimiste-expert, Membre du Conseil d'hygiène, etc. (Lyon)

LYON

ASSOCIATION TYPOGRAPHIQUE

F. PLAN, rue de la Barre, 12.

———

1890

L'OREILLE ET LE BRUIT

OU

TRAUMATISME DE L'ORGANE PAR VIBRATIONS VIOLENTES

MOYEN PRÉVENTIF A DOUBLE EFFET

Conservant l'audition de la parole au milieu du bruit par lui atténué

(HYGIÈNE PROFESSIONNELLE ET MILITAIRE)

SOMMAIRE. — I. L'oreille (structure). — II. L'oreille (fonctionnement). III. Le son. — IV. Le bruit. — V. Le traumatisme de l'oreille. — VI. Expérimentations spéciales. — VII. Vues théoriques. — VIII. Application ou moyens préventifs.

Ce titre n'est peut-être que provisoire, et les notes réunies ci-après ne sont que l'ébauche reprise d'un travail depuis longtemps ajourné.

Des sous-titres, tels que : *le bruit* et *la parole, accidents de l'organe de l'ouïe* et *moyen protecteur* dit *oreillette,* l'*oreille* et les *professions bruyantes,* les *batteries* pour *coupole,* l'*artillerie* et le *téléphone,* l'*hygiène professionnelle et militaire,* etc., auraient ajouté des indications plus explicites, ou du moins complémentaires des diverses faces de mon sujet ; mais le sommaire ci-dessus pourra y suppléer, en mettant quelque ordre dans mon exposé. Qu'il me suffise, comme entrée en matière, de dire comment j'ai été conduit à concevoir et à terminer le présent travail.

Un sentiment de pitié pour des blessés de certaine catégorie (accidents de l'organe de l'ouïe) et le désir de leur venir en aide m'ont fait rechercher et trouver pour eux un moyen préventif. Ce moyen repose sur un fait complexe, que j'ai constaté au cours de mes expérimentations. Il attendait de moi une étude théorique confirmative ; mais des

changements survenus dans notre matériel de guerre, atténuant le mal à combattre, et des occupations plus pressantes, me firent différer cette étude. Présentement, de nouveaux armements aggravent la situation et m'amènent à
reprendre cette question avec le complément attendu.

C'est ainsi que, frappé des accidents graves contre lesquels on n'a pris aucune mesure, accidents de rupture de la
membrane du tympan, notamment chez les artilleurs, ses
effets douloureux d'abord, funestes dans leur suite éloignée,
la surdité, par exemple, j'ai songé, dès le début, et après
des expérimentations favorables, à remédier à cette cause
fâcheuse, qui peut atteindre encore une catégorie nombreuse de sujets fournis par des industries bruyantes.

L'oreille, en effet, qui nous charme sous l'influence des
sons mélodieux, est, d'autre part, très péniblement impressionnée par les bruits violents et subits. De là quatre points
à considérer avant de dénoncer le fait que j'ai observé, et
d'en aborder l'appréciation, savoir : l'oreille dans sa structure et son fonctionnement, ses rapports avec le son et le
bruit.

Ces notions préliminaires nous initieront ensuite à la
question de traumatisme de l'organe par voie d'explosion ou
d'ébranlements violents.

I. **DE L'OREILLE**; *sa structure*. — Des éléments nombreux concourent tous à l'audition, et ce n'est pas aller trop
loin de dire, en parlant de l'oreille externe, que déjà les individus qui ont perdu le pavillon par congélation ou lésion
mécanique, n'éprouvent pas, il est vrai, d'altération bien
notable de l'ouïe, mais n'ont plus une perception aussi
nette du son. Aussi, tout le monde sait, qu'en exagérant la
mise en avant et l'agrandissement de la conque avec le creux
de la main, on entend plus distinctement. C'est pour ce
même motif, sans doute, que j'ai remarqué, qu'en tournant
le dos à la pièce d'artillerie qui fait feu, la sonorité est moins
violente.

Il est ainsi hors de doute que c'est par réflexion des ondes sonores dans le conduit auditif externe, que le pavillon contribue d'une façon marquée à rendre plus intenses les sensations auditives.

La partie suivante, ou oreille moyenne, comprend la caisse du *tympan* portant, sous ce nom de tympan, une membrane élastique tendue sur une espèce de tambour muni d'ouvertures ou fenêtres, l'une ronde, l'autre ovale, toutes deux aussi formées par des membranes : la première communique par un canal, ou trompe d'Eustache, avec l'air extérieur, à l'arrière-fond des fosses nasales (il y a de même dans les caisses militaires un orifice ouvert latéralement). La seconde, ou ovale, a sa membrane appuyée sur l'*étrier*, faisant partie de la chaîne des *osselets*, éléments solides très conducteurs du son. Ces osselets, au travers du tambour, sont : le *marteau*, l'*enclume*, un petit os tout rond rattachant l'enclume au quatrième osselet, l'*étrier*, qui est le plus important. La caisse, enfin, du tympan communique avec le *vestibule* de l'oreille interne par la fenêtre ovale, et avec le *limaçon*, par la fenêtre ronde; elle est la portion la plus essentielle de l'organe et la fondamentale, car c'est la seule qui existe chez certains animaux ; aussi, est-elle protégée par le temporal ou *rocher*. Elle se compose de trois cavités : au fond le *limaçon*, au milieu le *vestibule*, en haut les canaux semi-circulaires, formant ensemble le *labyrinthe*, tapissé de liquide gélatineux, dans lequel plongent les 300 fibres de Corti, que le microscope a fait découvrir, et que l'on appelle aussi le clavier nerveux. C'est dans cette troisième partie, ou oreille interne, qu'aboutit le conduit auditif interne, ou canal livrant passage au nerf acoustique. On a fait aussi intervenir les soies très fines de Schultze, existant entre les fibres terminales du nerf auditif, et d'autre part, les otolithes, petites particules cristallines ou pierres acoustiques, pressant sur les fibres nerveuses, de manière, dit-on, à prolonger probablement les vibrations qui tendraient à s'éteindre.

Ne terminons pas sans rappeler, qu'en raison de leur contact immédiat avec le cerveau, les ramifications nerveuses dont il s'agit, pénètrent dans ce dernier, au point de lui transmettre aussitôt les plus soudaines impressions.

II. — DE L'OREILLE *plus particulièrement considérée dans son fonctionnement.* — Après l'intervention du pavillon, le conduit auditif externe transmet les ondes, en les renforçant, à la membrane du tympan ; celle-ci, concave en dehors à l'état de repos, se tend lorsqu'elle se met à vibrer ; les vibrations sont transmises par la chaîne des osselets jusqu'à l'oreille interne. Ces derniers règlent en quelque sorte la sensibilité des organes de la caisse sonore, en les tendant plus ou moins, suivant l'intensité ou l'acuité des sons extérieurs. Les muscles qui font mouvoir ces osselets font l'office de ressorts destinés à transmettre, avec tous les ménagements désirables, les vibrations sonores ; on sait qu'ils ont pour action secondaire de tendre ou de relâcher la membrane du tympan et de la rendre ainsi parfaitement apte à vibrer à l'unisson de tous les sons qui viennent du dehors. Ces muscles sont soumis, jusqu'à un certain point, à l'empire de la volonté. Quelques personnes ont la faculté de les faire mouvoir et de produire un léger bruit dans leur oreille. Ils sont, il est vrai et surtout, soumis à l'action réflexe, et par conséquent, agissent instantanément, pour répondre aux provocations extérieures, sans l'intermédiaire de la volonté ; cette double faculté me paraît intéressante à rappeler, car si l'une permet d'entendre sans écouter, l'autre permet d'entendre mieux en écoutant ; voilà pour la finesse du sens auditif favorisé, mais il y a encore de leur part, dans dans le cas d'impression trop vive, la possibilité de relâcher la membrane tympanique, au point d'en prévenir, dans une certaine mesure, le déchirement. Ce dernier cas ne ressort-il pas évident de cette circonstance, à savoir que la personne qui, prévenue, s'attend à un choc ou ébranlement notable de l'atmosphère, depuis la poussée du bouchon de champagne jusqu'à l'éclair qui dénonce la foudre, est moins péniblement impressionnée, de même l'explosion produite à l'improviste vient surprendre la membrane du tympan avant le relâchement opportun, et peut déterminer la rupture de cette dernière. C'est pour cela, sans doute, que dans l'éducation du jeune artilleur, on appelle son attention en lui recommandant de regarder avec les deux yeux la bouche du canon qui va faire feu. Il y a aussi, dans l'espèce, une répartition plus égale de l'ébranlement sur les deux oreilles. D'autre part, au même moment, on lui enjoignait l'ordre de fermer la bouche; c'était évidemment pour diminuer de ce côté la communication interne de l'air par la trompe d'Eustache s'ouvrant à la partie supérieure du pharinx ; mais il faut convenir qu'heureusement la pression extérieure atmosphérique ne se communiquait pas moins par les narines non fermées, ce qui maintenait quand même l'équilibre, sans lequel le tympan, comprimé seulement sur l'une de ses faces (*côté latéral externe*), aurait couru plus grand risque d'être enfoncé.

On a calculé qu'une pression de 3 à 4 atmosphères suffit pour amener la déchirure du tympan, pression correspondant à une colonne de mercure du poids de 2 kil. 840 en moyenne sur la surface d'un cercle de 0 m. 016 de diamètre, dont l'effet serait augmenté par le choc. Un éternuement violent peut produire le même résultat.

Ajoutons que la transmission des ondes sonores par l'air à la membrane tympanique, surtout visée dans ce travail, se fait encore par les os de la tête ; aussi, les médecins auristes se servent-ils de cette circonstance comme moyen de diagnostic.

Nous avons enfin suffisamment indiqué la présence et l'impressionnabilité des cordes et soies microscopiques pour en faire comprendre la délicatesse et la sensibilité. On vient de voir, en définitive, le merveilleux mécanisme de l'organe se prêtant à la perception des ondes sonores les plus subtiles, avec nuances musicales les plus exquises, instrumentales et vocales, ces distinctions à l'infini entre les notes et les expressions des voix humaines, etc. Mais bientôt nous toucherons à la limite dangereuse qui sépare le son du bruit.

III. — **LE SON.** — Après avoir rappelé sommairement ce qui a trait à la structure et au fonctionnement de l'organe, abordons, pour pénétrer plus avant dans la question ici visée, la distinction nécessaire entre le son et le bruit. Puis, après l'entrée en scène des bruits violents et subtils, nous signalerons leurs conséquences morbides et le résultat de nos expérimentations.

En quoi consiste donc la distinction établie entre le son et le bruit?

Le son est le résultat d'oscillations régulières exécutées par les mollécules des corps mises en vibration, et l'air en est le principal véhicule. Les liquides et les solides les transportent encore avec plus de rapidité. Il s'agit ainsi de mouvements alternatifs reproduits à des intervalles égaux et très rapprochés par l'ensemble des molécules d'un corps gazeux, liquide ou solide. La vibration complète comprend l'ensemble de l'aller et du retour du corps sonore, qui détermine une condensation et la dilatation qui la suit. Pendant le passage de l'onde, chaque molécule d'air ne fait qu'une très petite excursion de va-et-vient, et la longueur se nomme amplitude de la vibration. Les sons prolongés et mélodieux sont des sons musicaux, tels qu'en donnent dans l'air et les fils vibrants de nos télégraphes électriques et des milliers d'instruments, y compris la voix de l'homme ou de l'oiseau.

La longueur des ondes est sensiblement égale à l'espace parcouru par le son pendant la durée de la vibration.

Dans le son considéré suivant les milieux qu'il traverse, et nous donnerons des tableaux pour exemples pages, 6 et 7, quatre points sont à observer :

1° l'*intensité*, 2° la *vitesse*, 3° l'*élasticité*, 4° la *densité* du milieu.

L'*intensité* du son est proportionnelle au carré de l'amplitude des vibrations.

La *vitesse* du son est quatre fois dans l'eau celle de l'air, dix fois le long des fibres du bois, dix-sept fois dans le fer, suivant les rapports des élasticités aux densités.

En ce qui regarde l'*intensité*, signalons un fait tout particulier qui nous intéresse, à savoir que, d'après Wollaston, il suffit quelquefois de monter d'un seul ton pour faire succéder le silence au bruit.

On sait qu'il faut que la *vitesse* de vibration soit comprise entre certaines limites pour éveiller en nous la sensation du son, soit entre 16 et 38,000 vibrations doubles, limite de perception des sons musicaux, et plus amplement de 40 vibrations à 40,000 par seconde.

Les vitesses de propagation du mouvement vibratoire égalent 333 mètres par seconde dans l'air à 0°, et 340 mètres dans l'air à 15°; 1,435 mètres dans l'eau; 1,333 mètres dans le cuivre et 4,999 mètres dans le fer.

On n'ignore pas que l'acuité du son augmente quand le nombre de vibrations par seconde devient plus grand. On voit notamment par là que, dans l'air, la vitesse de propagation s'accroît avec l'élévation de la température.

Le *son musical* s'exprime avec douceur par le retour parfaitement périodique des impulsions de la membrane du tympan.

D'après Helmotz, l'échelle entière de l'oreille humaine embrasserait onze octaves, mais pratiquement la série des sons musicaux est comprise entre 40 et 40,000 vibrations par seconde, ce qui correspond à sept octaves.

D'après le Dr Wollaston, les limites de sensibilité de l'oreille humaine sont très variables : certaines personnes n'entendent pas le cri de la chauve-souris, le chant du grillon, quoique leur oreille soit très sensible à la perception des sons graves.

On peut suspendre en soi la faculté de percevoir les sons graves, en fermant la bouche et le nez, par un effort de dilatation de la poitrine, comme pour une profonde inspiration, ou encore par un effort de concentration du thorax, comme pour une complète expiration. Le phénomène est dû à la tension de la membrane du tympan par l'air raréfié ou refoulé dans la trompe d'Eustache.

Au moyen encore de la trompe d'Eustache, qui s'ouvre dans la déglutition de la salive, on parvient à faire que la pression sur les deux faces du tympan soit inégale.

Les membranes courbes, et c'est le cas du tympan, sont de résonnance plus grande que les membranes planes.

En ce qui regarde la *transmission* par les solides, tout le monde sait que les décharges lointaines d'artillerie peuvent être quelquefois entendues, si on place l'oreille à terre, alors que le son ne parvient pas à travers l'air jusqu'à celui qui écoute vainement en se tenant debout. Déjà les Indiens avaient mis en œuvre cette pratique pour s'assurer de l'arrivée de cavaliers invisibles.

Et de nos jours, les enfants s'amusent à coller leur oreille sur les rails de chemins de fer pour entendre venir le train à plus de 10 kilomètres. Un autre fait plus connu, au point qu'il est un jeu d'enfant encore plus pratique que le précédent, c'est le transport de la voix et du moindre grattement d'un bout à l'autre d'une longue pièce de bois, avec cette circonstance que le résultat ne s'obtient que dans le sens de la direction des fibres.

Kœning a donné les tracés des mouvements vibratoires les plus complexes des corps solides et gazeux. On doit à Savart (Nicolas) l'analyse des sons par réflexion.

Déjà dans les *tableaux* donnant la vitesse du son dans les solides, je trouve des notes précieuses, soit à 20° :

		VITESSE		DENSITÉ
	Plomb	1,228^{m}3	....	14,49
	Argent	2,707^{m}0	....	10,50
	Platine	2,686^{m}8	....	.21,50
1° Dans les métaux	Fer	5,127^{m}3	....	7,60
	Fil de fer	4,916^{m}4 (1)	....	
	Fil d'acier	4,883^{m}8	....	7,70
	Zinc	peu sonore	....	7,21

La vitesse de vibrations de différents fils de même longueur (aluminium, argent, platine) et de même épaisseur, est inversement proportionnelle aux racines carrées de leur densité.

---

(1) C'est-à-dire moins que dans la barre. La vitesse dépend donc, dans une certaine mesure, de la disposition et de l'arrangement des molécules qui constituent l'intérieur du corps solide.

2° dans les bois				
Acacia	4,714	suivant les fibres	1,475	transversalement aux couches
Sapin	4,638	—	1,335	—
Hêtre	3,342	—	1,837	—
Chêne	3.847	—	1,405	—
Orme	4,119	—	1,422	—
Sycomore	4,462	—	1,498	—
Frêne	4,667	—	1,390	—
Aulne	4,665	—	1,369	—
Érable	4,106	—	1,538	—
Peuplier	4,282	—	1,402	—
Le fanon de baleine	1,502			

L'acacia = plus.

Le hêtre = moins. — Le fanon encore moitié moins.

Ces résultats mettent donc en évidence la grande influence de la structure moléculaire sur la transmission des sons ; c'est ce que notre oreillette a mis à profit.

DANS LES LIQUIDES : la vitesse de transmission s'accuse aussi diversement et *crescendo* sur de l'eau de rivière, l'eau salée, l'alcool, l'éther, la glycérine, un soluté de chlorate de calcium, etc.

En résumé, la vitesse du son dans l'eau est plus que quadruple de sa vitesse dans l'air.

La vitesse du son dans le fer est 17 fois sa vitesse dans l'air.

La vitesse du son dans le long des fibres du bois de sapin est 10 fois sa vitesse dans l'air.

La cause de cette grande supériorité de vitesse réside dans cette observation : à savoir que les rapports des élasticités aux densités pour les liquides, les métaux et le bois, ont une valeur bien supérieure à celle des rapports de l'élasticité de l'air à sa densité ; élasticité considérable, densité nulle.

La vitesse du son dépend, vient-il d'être dit, de la struc · ture moléculaire. Dans le bois, par exemple, la vitesse du son n'est pas la même suivant toutes les directions. Dans verge sapin, ton plus élevé, il parcourt 180 centimètres. Dans verge d'acajou, ton plus bas, il parcourt 110 centimètres pour être à l'unisson du précédent.

Si nous insistons ici sur l'étude du son considéré selon les milieux qu'il traverse, c'est que précisément le moyen protecteur de l'ouïe, que nous cherchons à réaliser, va reposer sur le passage forcé des ondes sonores, ou vibrations diverses, des moins nombreuses aux plus violentes, à travers des corps d'élasticité et de densité connues, sous un état moléculaire particulier. Or, en montrant de ce point de départ le but à atteindre, nous ne reprenons haleine que pour fournir une nouvelle étape et recueillir, le long du chemin, des renseignements encore nécessaires soit à l'intelligence, soit à la critique de nos visées ; l'auteur, en effet, ne cherche pas ici à prouver *à priori* la valeur de son système, il cherche d'abord à s'éclairer pas à pas, et c'est en cela que le présent travail est surtout une étude : ici, c'est la conductibilité qu'il recherche, plus loin, ce sera l'obstacle.

Il poursuit donc en ajoutant deux ou trois pages à l'examen du son :

Et déjà, lorsqu'on imprime une secousse à l'extrémité d'une chaîne tendue ou d'un tube de caoutchouc rempli de sable, la protubérance, qui se forme au bout touché, court le long du tube sous forme de pulsation jusqu'au point fixe ou d'attache, où elle est réfléchie et revient à la main qui a produit la secousse.

Lorsqu'on envoie ainsi une série d'impulsions successives, es directes et les réfléchies se rencontrent et, par leur coexistence, divisent le tube en une suite de parties vibrantes appelées *segments vibrants* ou *ventres*, séparés par des points en apparence immuables, qu'on nomme des nœuds.

Ces nœuds ne joueraient-ils pas un rôle dans la combinaison dont je parlerai plus loin ?

Dans les expériences de Regnauld, la propagation d'une onde plane dans un tuyau ne se transmet pas indéfiniment avec la même intensité, car elle diminue successivement, et d'autant plus vite, que le tuyau offre une plus faible section ; et si l'on ferme l'extrémité de sortie, on entend, au point de départ, le retour atténué.

Avec une conduite de grand diamètre, 1 m. 10 cent. pour une même longueur de 566 mètres, on obtient plusieurs allers et retours.

Dans les égouts de Paris, on prévient les ouvriers avec la trompette, et ces signaux portent incomparablement plus loin dans les galeries recouvertes de ciment bien uni que dans celles dont les parois sont formées par des matériaux bruts. La vitesse de propagation diminue à mesure que le parcours augmente.

Les expériences sur la voix humaine ont mis en évidence que *les sons aigus se propagent avec moins de facilité que les sons graves.*

Les mouvements vibratoires se propagent (nous aurions déjà dû l'énoncer) et cela sous formes d'ondes longitudinales et transversales.

Les unes et les autres, dans un milieu indéfini, auront, à un moment donné, des ondes sphériques alternativement condensées et dilatées, séparées par des ondes de repos.

Les longitudinales, pour ainsi dire indéfinies dans l'air, ne reviendront au repos, si elles sont arrêtées dans leur tranche finale, qu'en exécutant un mouvement de retour, avec vitesse contraire, et c'est là un mouvement réfléchi avec des condensations.

Si la résistance a été faible, il y aura encore mouvement réfléchi en conservant même vitesse, mais avec dilatation.

Les transversales auront, comme les précédentes, à un moment donné, des condensations et des dilatations avec des ondes sphéroïdales.

En ce qui regarde la vitesse des molécules vibrantes, leur condensation ne se propage que si les molécules gazeuses atteintes les premières se rapprochent de celles qui suivent ; les dilatations ne cheminent que par un mouvement des molécules en sens inverse du précédent.

Leur nombre est en raison inverse aussi, soit du rayon, soit de la longueur de la corde, soit encore de la racine carrée de la densité.

Ces règles ne sont ici rappelées un peu pêle-mêle que pour y puiser bientôt les données théoriques de notre proposition, et si j'examine avec quelque étendue la question du son, c'est pour mieux comprendre celle des bruits.

Rappelons en outre que, lorsqu'une onde sonore lancée rencontre, comme il vient d'être dit, la surface d'un autre milieu, elle se réfléchit ou réfracte en face, en revenant sur elle-même ; si elle repart obliquement, elle fait, comme la lumière, un angle de réflexion égal à l'angle d'incidence ; si le retour a lieu avec intervalle de temps, on a l'écho ; si le retour est très rapide, on a la résonnance avec vibrations complexes.

Il y aurait encore à citer l'existence de vibrations parallèles créant l'interférence de même période ou de période inégale ; ces dernières répondent aux battements.

Des cas à signaler en même temps se présentent non sans intérêt, et par eux nous terminons ce quatrième chapitre, à savoir :

Quand deux vibrations parallèles se rencontrent en un même point, *elles interfèrent*, elles s'ajoutent ou se retranchent, et dans ce dernier cas, les deux sons produisent le silence.

Du reste, il est admis en acoustique que le croisement et les mouvements contraires éteignent les sons.

Ces ressouvenirs d'acoustique seraient autant de longueurs inutiles, s'ils ne devaient pas devenir plus loin des documents nécessaires à l'interprétation cherchée.

Souvent, enfin, ajoutons-nous en terminant, la *réfraction* des ondes sonores, s'accompagnant de réflexion et de diffraction, se transmet à d'autres corps avec plus ou moins de déperdition de son.

En d'autres termes, une grande partie des ondes se transforment en d'autres espèces de mouvements qui n'impressionnent pas l'organe de l'ouïe.

Aux ondes différentes réfractées et diffractées s'entremêlent nécessairement les ondes transmises par l'obstacle, attendu que le son se propage aussi à travers les corps même solides. Il est vrai que les auteurs que j'ai consultés s'en tiennent là, en ajoutant que la réfraction et la diffraction des ondes ne présentent, jusqu'à l'heure actuelle, qu'un médiocre intérêt, au point de vue des applications médicales ; cependant, notre cas eût été par là sans doute plus étudié.

Quoi qu'il en soit, cet ensemble de formules suffit à la conception d'un grand nombre de problèmes d'acoustique, mais nous sera-t-il d'un pareil secours dans les faits que nous allons trouver réunis au cours du chapitre suivant traitant *du bruit*, ce dernier étant au son ce qu'à la philosophie sont le cahos et la confusion des langues ?

IV.— **LE BRUIT.** — De même que l'on entend par *son* toute sensation de l'ouïe résultant d'oscillation régulière, harmonique, musicale, de même on réserve au mot *bruit* l'idée de mélange confus de sensations produites, soit par des petits coups essentiellement irréguliers, soit par des séries entremêlées très vibrantes, se succédant avec une telle rapidité, que l'oreille ne distingue plus entre elles.

On a dit de la cacophonie d'un méchant orchestre : ce n'est pas de la musique, c'est du bruit.

En effet, le bruit n'est le plus souvent autre chose qu'un mélange de notes discordantes dans un temps relativement court.

A en juger par nos propres sensations, nous savons tous faire la distinction entre le bruit et un son musical.

Le bruit produit en nous l'effet d'une succession irrégulière de chocs. — Exemple : agitation d'une boîte d'outils, clous, marteaux, cisailles, limes, etc., tandis que l'archet de violon glissant sur un diapason fait entendre le son musical.

L'effet du bruit sur l'oreille a été justement comparé à celui que produit sur les yeux une lumière vacillante, ces deux sensations sont également pénibles par les changements brusques et continuels des frémissements imposés à leurs nerfs respectifs.

Les définitions classiques sont loin d'être brèves et philosophiques. Ainsi, c'est une sonorité qui n'est pas un son proprement dit !

Tel auteur ajoute bien, pour être mieux compris, que les bruits se composent de sons confus produits par des vibrations qui se confondent au lieu de se suivre régulièrement.

En d'autres termes, c'est-à-dire avec d'autres circonlocutions : Quand les chocs répétés que produisent les sons se succèdent à des intervalles inégaux, irréguliers, il en résulte un bruit ; quand, au contraire, l'intervalle de temps qui sépare deux chocs consécutifs est constant, il y a son et le son est musical.

On ajoute, pour embrasser tous les cas : tout bruit n'est autre chose qu'un mélange confus, à la formation duquel prend part un certain nombre de chocs qui se répètent, au besoin, à des intervalles réguliers, mais qui, en se produisant tous à la fois, se nuisent mutuellement et donnent ainsi naissance à un bruit ; de là cette autre définition plus laconique : de mélange de sons musicaux discordants.

Les bruits considérés théoriquement ne fournissent qu'un donnée encore obscure, on les comprend mieux dans leurs attributions. En effet, on les considère bien comme des sons n'ayant pas le caractère musical, mais on n'a pas, que je sache, réussi à opérer l'analyse des différentes formes de bruits, comme on l'a fait pour les sons musicaux. Cependant, on a distingué deux genres, l'un à durée courte ; l'autre comme mélange confus ou somme de sons qui se troublent mutuellement suivant, dois-je ajouter, des causes multiples qui empêchent l'oreille d'en apprécier la hauteur.

En effet, les bruits de percussion diffèrent les uns des autres par l'intensité, la hauteur et la durée. La force de percussion restant la même, le son rendu est d'autant plus intense que la masse sous-jacente résonne avec plus de facilité (tel est le canon de bronze). D'habitude, l'accroissement en durée s'accompagne d'une augmentation notable d'intensité.

Des battements engendrés par des notes voisines de la limite supérieure des sons perceptibles, produisent ce qu'on appelle stridulation. Le sifflet des locomotives n'en est-il pas la plus haute acceptation ?

Les impressionnabilités varient assez pour que chaque peuple civilisé ait sa musique nationale, quoique non sans analogie, en Europe notamment.

En Chine, malgré une longue civilisation, la musique est restée sourde et monotone comme la langue du pays.

Chez les Arabes demeurés peuples primitifs, la science n'a rien fait pour leur art musical. Il ne s'agit, en effet, pas chez eux de sons ayant des valeurs mathématiques, mais d'une succession de bruits pour nous, ou d'une monotonie désespérante, ou d'un branlebas échevelé, d'une musique enfin dite *enragée*, qui les transporte à ce point, que leurs danseuses ne s'arrêtent que lorsqu'elles tombent épuisées.

Dans la musique de Wagner, dite de l'avenir, l'auteur a trouvé, dans les associations de timbres inusités de certains instruments, des effets presque discordants, mais remarquables, et finalement très goûtés.

Mais sous l'influence des traditions, des milieux et surtout de l'éducation de l'oreille, il nous resterait beaucoup de choses à dire nous éloignant de notre sujet, que nous reprenons pour en finir en quelques mots.

Et cependant, constatons, finalement, que les oreilles ont néanmoins partout la même conformation.

Reconnaissons, toutefois, comme nous l'avons dit page 9, que les limites de sensibilité de l'organe humain sont variables : les uns à l'égard des sons graves, les autres en ce qui regarde les notes aiguës. Chez les animaux, il y a des particularités plus notables, dénotant des dispositions organiques plus dissemblables. Ainsi, les chauves-souris, dont le rocher demeure cartilagineux avec grand développement de conque, errant la nuit à travers les airs à la poursuite d'insectes, entendent à grande distance le bruissement du vol d'un moucheron, qui échappe à l'oreille de l'homme.

Il y a loin des bruits légers aux sons éclatants. Les premiers appartiennent à une série confuse, fugitive, non susceptible d'être notée et venue du voisinage externe de l'oreille ; il ne faut pas les confondre avec le bourdonnement ou bruit anormal, importun et continu.

Les seconds se font remarquer par leur violence et leur spontanéité, quelquefois prolongée par des répercussions, comme dans le coup de tonnerre suivi de prétendus roulements.

Le choc du marteau sur l'enclume et les explosions en général sont les types des bruits assourdissants.

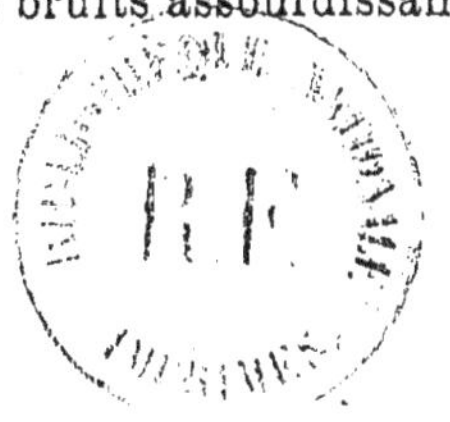

On sait, en ce qui regarde les bruits les plus ténus, je veux parler des bruits organiques, normaux ou pathologiques, dus aux mouvements les plus silencieux des organes, c'est-à-dire les plus profonds, tout le parti que l'auscultation a su tirer de la conductibilité, soit avec, soit sans stéthoscope.

On sait aussi, mais plus généralement, que l'air violemment ébranlé est non seulement le véhicule des sons, mais qu'il peut être lui-même, par suite de secousses irrégulières, l'origine de bruits transportés à grande distance, tels sont ceux de la tempête.

Les vibrations bruyantes peuvent aussi être engendrées par l'énergie chimique, depuis les faits d'harmonica chimique, jusqu'à ceux d'explosion de poudrière.

Le bruit, au point où il est porté dans certaines industries, constitue une sérieuse incommodité pour tous les voisins, souvent à grandes distances, incommodité surtout insupportable la nuit et aux heures matinales. Aussi, ces ateliers sont-ils classés, en raison du bruit qui s'y fait : forges, chaudronneries de grosses œuvres, marteaux-pilons, sont soumis à des conditions d'autorisation sévères. (Voir ordonnance du 4 mars 1801.)

Il y a encore des circonstances complexes dans lesquelles, aux bruits stridents, aigus ou d'une sonorité formidable, qui sont portés au loin, s'ajoutait sur place, dans l'industrie, le ronflement des ventilateurs alimentant les souffleries et dans les camps, le brouhaha ou fracas : mouvements du matériel de l'artillerie, le cliquetis des armes, le son des clairons, etc., et, chose remarquable, dans ces mêmes milieux on ne s'entend pas ; les ordres sont difficilement transmis, le brouhaha domine les bruits particuliers et les téléphonistes eux-mêmes, me raconte-t-on, n'y reçoivent que des transmissions des plus confuses ; nous en reparlerons plus loin, en citant des faits nouveaux et remarquables.

Qu'il s'agisse donc ou du son ou du bruit, c'est la membrane du tympan qui reçoit la première impression, car elle a pour fonction de transmettre, à l'air renfermé dans la caisse, les vibrations qu'elle reçoit et de renforcer ces dernières en servant de résonnateur.

V. — TRAUMATISME DE L'OREILLE. — Sous ce titre, seront rappelés les accidents de l'oreille causés par les vibrations violentes, soudaines ou continues.

Quoique profondément située dans le conduit auditif et protégée par les courbures de ce dernier, que va devenir la mince membrane tympanique, déjà concave ou tendue, et surprise par la pression de l'air violemment et subitement exercée par un choc ou ébranlement énergique?

Elle sera déchirée avec plus ou moins de désordre dans les autres éléments de l'oreille moyenne et interne : saignement, douleur vive, suppuration, déplacement, surdité, etc., en seront la conséquence. Nous verrons ces phénomènes se produire chez les artilleurs, notamment, et chez des artisans de diverses industries bruyantes.

De même, en effet, la répétition des bruits secs, d'abord pénibles, quoique supportables, finit bientôt par produire la dysécée professionnelle non seulement dans l'artillerie, mais chez les tonneliers, les serruriers, les riveurs, les planeurs, les tôliers, les chaudronniers, etc., et cela : par suite de l'ébranlement fréquent du nerf auditif ou de congestion de la membrane du tympan jusqu'aux parties profondes de l'oreille. N'est-il pas fréquent de voir chez eux la dureté de l'ouïe précéder la surdité?

Ajoutons que chez les ouvriers des industries bruyantes, c'est moins la déchirure du tympan qui est observée qu'une affection labyrintique, par suite d'ébranlement continu, affection assez grave pour ne plus fournir la perception du diapason résonnant au contact des os du crâne.

Mais, pour plus de détails, voyons les notes suivantes :

Les lésions traumatiques du tympan se résument ainsi :

Elles résultent :

1° De la pénétration d'un corps étranger, corps dur, voire même de la présence d'un corps mou, soit du coton refoulé par la violence d'une explosion et ayant donné lieu à une suppuration ;

2° D'une fracture des os du crâne étendu à la membrane, ce qui n'a pas trait au sujet qui nous occupe ;

3° D'une compression subite de l'air dans le conduit auditif ou dans la caisse du tympan, plus rarement d'une raréfaction subite de l'air extérieur.

Cette compression peut être le résultat d'un coup de poing ou soufflet, avec la paume de la main, solidement appliqué, et le cas est fréquent en dehors des professions que nous venons de signaler, soit encore le résultat de coups de fusil, de coups de canon, d'explosions, enfin, dans le voisinage de l'oreille.

Au moment même de la détonation avec accident traumatique, se manifestent une forte douleur avec chancellement, vertige, bourdonnement, sentiment de torpeur suivi quelquefois de syncope, phénomènes qui s'amendent en quelques jours, ou se prolongent plus ou moins, lorsque surviennent surtout des complications.

L'hypérémie concomitante des parties profondes concourt, avec l'épaississement inflammatoire du tympan, à diminuer l'orifice du canal et à réduire l'acuité de l'audition avec bourdonnement et battement très pénibles ; c'est là un cas simple mais fréquent.

L'ouïe est encore plus diminuée, lorsqu'il y a épanchement de sang.

Avec le canon, la perforation du tympan offre les formes les plus variées, depuis celle du trou proprement dit ; mais ici elle est souvent placée derrière le marteau dont elle suit la direction.

Ajoutons que les adhérences cicatricielles du tympan déchiré sont d'autant plus graves pour l'audition, qu'elles se rapprochent davantage du segment postéro-supérieur, où elles entravent le jeu des osselets, et c'est la conservation de la mobilité de l'étrier, maintenu dans sa niche, qui est la plus importante.

Toutes les modifications, enfin, pathologiques de la membrane du tympan et de la muqueuse de la caisse, qui sont susceptibles de contrarier les oscillations de ces mêmes osselets, deviennent une cause de surdité.

Après ces généralités, ajoutons quelques observations :

Lorsque la membrane aura été déchirée, et que le labyrinthe sera resté intact, le diapason appliqué au crâne pourra être perçu du côté de l'oreille blessée. D'autres fois, sans déchirure de la membrane, il y a refoulement de cette dernière ; la chaîne des osselets est repoussée avec ébranlement des ramifications terminales du nerf auditif dans le labyrinthe. La paralysie de ces dernières peut en être la suite avec telle irritation, que des bruits subjectifs en sont la conséquence. Dans ce dernier cas, la perception du diapason n'a plus lieu par les os du crâne.

Quelquefois, le double cas de déchirure de la membrane et de l'ébranlement du labyrinthe se présente.

Une suite plus rare des ruptures traumatiques est l'inflammation de la membrane et du revêtement de l'oreille moyenne, avec suppuration dans la caisse. Cette dernière peut devenir chronique ; l'ouverture de la membrane s'agrandit ; des granulations apparaissent sur ladite membrane et dans la caisse, granulations et adhérences qu'entraînent une altération permanente de l'audition.

Voilà déjà bien des altérations plus ou moins graves de l'ouïe, considérée dans ses rapports avec l'oreille externe et moyenne, ce qui n'exclut pas un certain nombre de guérisons.

J'ai connu plus d'un artilleur de marine qui n'ont pas eu d'accident traumatique, mais qui, après des épreuves de tir, sont restés sourds pendant plusieurs journées, au point de ne plus entendre la voix de leurs chefs, ni celle des camarades parlant à leurs côtés.

Dans la clientèle des médecins auristes, on voit souvent des officiers exempts des accidents graves que nous signalons présenter des congestions intenses des conduits auditifs, avec dureté d'ouïe dont ils ne conviennent pas toujours.

Dans les observations intéressantes de M. le Dr Chiomani, de l'hôpital militaire de Vienne, citées dans le livre important de Ad. Politzer, traduit de l'allemand par le Dr Antonin Joly, de Lyon, je remarque que les déchirures ne sont jamais linéaires, mais déchiquetées, rondes ou ovales, et que, dans les cas graves, les otites purulentes peuvent être suivies de nécrose superficielle de l'apophyse mastoïde.

Les maladies, enfin, de l'oreille, quelles qu'elles soient, peuvent donner lieu à des complications morbides, susceptibles de varier de la simple dépression intellectuelle jusqu'au délire le plus complexe (Dr Paul Robin).

Le délire avec excitation se voit le plus souvent dans les inflammations aiguës de l'oreille, surtout quand il y a une période du côté des méninges ou obstacle à l'évacuation du pus (Dr P. Robin). Or, les troubles psychiques dont il s'agit ne sont qu'une conséquence, qu'un symptôme d'une lésion essentielle.

C'est le cas de dire, dans un langage qui, pour n'être pas scientifique, n'est pas moins vrai : « Si le bien ne fait pas de bruit, le bruit ne fait pas de bien. »

Un éternuement violent, avons-nous dit, peut donner lieu à une rupture du tympan, et alors le refoulement d'air va de l'intérieur à l'extérieur par la trompe d'Eustache. On sait, du reste, que, par le canal de cette dernière, on perçoit très bien un son émis avec la bouche fermée, alors qu'on bouche l'oreille externe.

L'occlusion de la trompe d'Eustache coïncide avec une certaine dureté d'oreille. Nous en verrons bientôt l'application à une précaution autrefois ordonnée.

Chez les artilleurs, on a observé de nombreuses ruptures du tympan avec leurs suites fâcheuses ; on en constate moins depuis 1861, c'est-à-dire depuis que l'introduction du canon rayé se chargeant par la culasse a été substitué au canon lisse, et a modifié le service des bouches à feu. Auparavant, pendant la détonation, un servant de la pièce devait se tenir à un pas de la bouche du canon, presque au foyer du son, et l'homme était atteint de ce qu'on a appelé la *piqûre* redoutée. Ce nom était donné à un son aigu *piquant* particulier, produit par le frottement du boulet sur le métal du canon, et qui s'entend le plus fortement au moment où le boulet quitte la gueule.

Dans les premières guerres de l'empire, les hommes attachés aux services des grosses pièces d'artillerie crachaient, suivant l'expression du temps, crachaient du sang par les oreilles, et Napoléon demanda à Desgenettes un moyen de lui conserver ses desservants, mis ainsi hors de service. On imagina alors l'emploi d'une cire molle mêlée à de l'étoupe ; les hommes n'étaient pas plus utilisables, car, pour les prémunir contre la surdité dans l'avenir, on les avait rendus immédiatement sourds aux commandements pendant l'action !

Chez nous, actuellement, deux servants sont en général placés au niveau des roues, deux à la culasse et deux derrière l'affût. En Autriche, le personnel attaché au service de la pièce se retire à douze pas en arrière, dit le Dr Chiomani, et évite ainsi l'action du son le plus intense ; mais, je remarque qu'il doit être fait exception pour celui qui met le feu.

Chez nous encore, avec les obusiers de rempart, le servant de droite, le plus exposé, demande toujours à être remplacé, quand on l'oublie, car le remplacement est de droit.

La physiologie de *l'oreille interne* est peu connue ; les recherches intéressantes, les expérimentations ne fournissent que des hypothèses souvent contradictoires sur le rôle des divers organes renfermés dans le labyrinthe. On sait, toutefois, que les lésions de ce dernier sont graves pour l'audition, même en dehors des fractures de la boîte crânienne ; tel est le cas qui nous occupe, c'est-à-dire par suite d'impression sonore excessive, ou commotion atteignant les parties molles du labyrinthe.

Il nous reste à voir ce qui se passe dans l'artillerie de marine et dans les casemates.

Observons d'abord que l'unité de bruit ne sera pas en raison directe de la longueur des pièces, au contraire, les plus courtes produiront les sons les plus pénétrants, de même que deux tuyaux étant donnés, l'un étant de longueur double de l'autre, le moindre fournira le son le plus aigu, parce que le nombre des vibrations sera double. Aussi, les petites pièces de montagne réalisent elles des détonations plus vives et dites plus sèches; le fait est encore plus manifeste avec les obusiers.

Dans les navires, avec usage de vaisseaux en bois, le bruit des détonations est assez tolérable, en raison de la moindre sonorité du milieu, et surtout parce que les bouches des canons sont au delà des sabords pour permettre la volée. Il n'en est assurément pas de même dans les vaisseaux de fer et dans les navires à tourelles.

Dans les casemates à feu, voûtées et en pierre de taille, les résonnances de la pièce et des parois, les répercussions et réfractions éprouvent bien plus violemment les artilleurs. Aussi, les vibrations sur le tympan et les commotions par les os du crâne sont-elles très vives. Je me demande comment on n'a pas songé à entourer de turbans les têtes de ces malheureux exposés, d'autre part, à l'asphyxie par les fumées refoulées par les coups de vent.

En rase campagne, on a vu maintes fois, au sixième ou neuvième coup, les canonniers les plus rapprochés de la bouche de la pièce accuser des suintements de sang par les oreilles.

L'ébranlement général se manifeste de toutes manières, et qui ne sait que les vitres participent bruyamment aux mouvements vibratoires avec tant de force, qu'elles volent en éclat.

(Explosion du canon et notamment de la dynamite.)

Mais voici un état de choses inouï jusqu'en ces derniers temps; or, dans notre système actuel de défense, on a remplacé les casemates à feu, en pierre de taille, par des coupoles en fer à deux canons si horriblement résonnantes que des lapins et autres jeunes animaux y placés ont été trouvés morts, tués par commotion cérébrale.

Est-ce que, dans ces circonstances, ne s'impose pas ma proposition de turban et celle de mon tampon métallique ou oreillette protectrice ?

Les artilleurs ne lancent pas seulement des projectiles, ils en reçoivent aussi, ou du moins il en tombe autour d'eux qui ne sont pas moins redoutables pour l'ouïe que les coupoles qui les attirent, je veux parler des obus chargés de mé.inite ; l'éclat en est si violent, qu'il a suffi pour tuer instantanément, par commotion, des animaux non plus jeunes, mais résis-. tants, soit des porcs d'un an mis en expérience.

VI. — EXPÉRIMENTATIONS. — Mes expériences ont eu pour objet de rechercher à la fois les conditions non seulement de perception des sons proprement dits, conséquemment de la simple parole transmettant des ordres qu'il importait de recueillir avec le plus grand soin, mais encore celle de l'atté· nuation des bruits redoutables, sans recourir bien entendu, dans ce derniers cas, au moyen de se boucher hermétique- ment les oreilles, comme cela a été officiellement pratiqué, avec ou sans le complément de la fermeture de la bouche et des narines.

J'ai donc mis en pratique l'occlusion partielle du conduit auditif externe avec différentes matières, qui organiques, qui métalliques : les unes pleines, telles que la boule de liège, la balle de plomb ; les autres, avec boulettes de coton, de chanvre, de laine, de soie, de fils de bois, de fils de cuivre, de fils de plomb, de fils de fer, etc. Or, mes derniers essais utiles ont porté sur des spirales d'acier, sur des toiles métalli- ques superposées, au nombre de six à huit, sur enfin des bou- lettes de paille de fer, de lamelles ou rubans de plomb logées entre deux toiles métallique fines et offrant d'un côté l'em- preinte en relief de la conque de l'oreille. Ce dernier appa- reil est resté bien supérieur aux autres à surface plane ; on peut croire que le platine donnerait encore de meilleurs résultats que le fer, en raison de sa plus grande densité.

a) En ce qui regarde les sons ou notes musicales avec piano, violon, chants, ·émissions de voix avec voyelles ou consonnes dominantes, ils ont été assombris avec les matières organiques, et en raison des degrés d'obturation que la moindre pression rend plus complète, sans rien perdre cepen- dant de la justesse de leurs rapports harmoniques atténués dans leur valeur initiale, mais conservés dans leur expres- sion. Il faut toutefois remarquer que tous les avantages que l'on peut retirer d'eux, au point de vue de l'atténuation du bruit, sont obtenus au détriment de la faculté de percevoir les sons articulés, ordres à voix hautes, conversations téléphoniques, etc.

Ces effets ne répondaient donc point à mes desiderata.

b) En ce qui a trait aux bruits, si c'est un peu le même ordre de phénomènes, il y a cette circonstance qu'avec les espèces ou tampons métalliques, les bruits les plus intenses ont complètement perdu, avec leur acuité, leur influence douloureuse, en même temps qu'ils ont conservé à l'ouïe toute sa subtilité pour l'audition de la finesse des sons, même en sourdine, et aussi de la parole proférée à voix basse, voire même chuchotée, comme si, dans les cas les plus douteux, l'oreille n'avait été l'objet d'aucun soin préalable.

Ce double résultat répondait donc à mes vues, et l'épreuve ci-après, quoique plus délicate, n'était pas moins confirmative.

Cette constatation justifie notre application faite aux téléphonistes de l'armée. (Voir exp. *h*, page 28.)

M'adressant à des oreilles très exercées, celles d'un organiste des plus distingués de notre ville, j'ai demandé de constater si, avec ou sans mes oreillettes, on appréciait diversement ou semblablement, dans tous les cas, la valeur des notes, qu'elles soient attaquées vivement et soutenues, ou liées dans une exécution rapide.

M. Aurand-With, consulté, a été en quelque sorte au delà de mes désirs, en me spécifiant ce qui suit :

« Lorsque le silence règne autour de moi, j'entends aussi parfaitement toutes nuances musicales, c'est-à-dire sans différence appréciable, avec ou sans oreillettes ; mais lorsque le bruit de la rue arrive dans le salon malgré les fenêtres closes, je trouve une dissemblance très sensible : c'est ainsi qu'avec l'appareil je saisis bien plus nettement les nuances, l'harmonie, la valeur des tons et tous détails qu'avec mes oreilles seules, j'entends, je distingue mieux en définitive, comme si le léger brouhaha avait cessé, ou du moins n'était plus un obstacle aux perceptions exactes. »

d) J'ai visité avec intérêt les grands ateliers très entendus de loin et très connus de Chevallier, à Perrache ; de Debiaune, à Vaise ; de la Buire, cours Gambetta. La dureté de l'ouïe y est la règle, quand ce n'est pas la surdité, et l'on me demandera peut-être ironiquement si ce n'est pas un bien pour le personnel ? J'ai gardé un souvenir reconnaissant de l'accueil et des approbations de ces MM. les directeurs, et mes oreilles ont gardé aussi toute autre mémoire des travaux de cyclopes dont j'ai été témoin. J'ai pu me convaincre des services humanitaires que pourraient y rendre mes appareils protecteurs, nécessaires à certaines catégories de travailleurs ; mais quand les ouvriers de nos usines consentiront-ils à accepter l'usage des moyens préventifs qu'on leur propose ? J'en ai vu refuser de plus importants que les miens : ceux de M. le Dr Chassagny, par exemple, chez les verriers (embouchure personnelle devant s'opposer à la transmission de la syphilis).

e) J'ai répété souvent mes essais, chez un de mes voisins, en prêtant de très près l'oreille successivement munie des tampons ci-dessus, à des coups de gros marteau frappés sur la partie moyenne d'une bigorne de forte enclume, l'armure métallique rendait ainsi le bruit très tolérable, et par conséquent non douloureux pour les oreilles les plus délicates.

f) J'ai procédé autrement, par une expérimentation plus complète, en me faisant suivre dans mon jardin par une personne chargée de me tirer de temps en temps, et de la façon la plus inopinée, des coups de pistolet au niveau de l'une ou de l'autre oreille, pendant qu'un artiste jouait du violon et m'interpellait avec les inflexions de voix les plus variées : toutes gammes chromatiques, toutes intonations de voix étaient parfaitement perçues, et le bruit de l'arme à feu était bien toléré, c'est-à-dire sans surprise désagréable. J'aimais à croire qu'il en serait de même avec des appareils plus perfectionnés et des pièces d'artillerie plus bruyantes, soit en plein air, soit dans les casemates ou milieux offrant des répercussions puissantes.

g) Et déjà, mettant à profit les détonations des coups de

canon tirés à l'occasion du Centenaire au fort Saint-Just, je
me suis rendu sur place, où mes expériences ont confirmé
pour moi la donnée pratique dont il s'agit; on opérait sur des
pièces de campagne de 95 millimètres et en acier, qui résonnent plus que le bronze.

h) Fin mai, j'ai eu la bonne fortune de recevoir du camp
de Chambarrand (Isère), de la part de M. le lieutenant d'artillerie de forteresse Dupont, la demande de quelques-uns
de mes appareils d'essai, pour en faire contrôler les effets,
pendant les exercices des écoles à feu, sur de grosses pièces.
Or, ce 21 juin, je reçois la visite de ce jeune officier, me
déclarant :

« 1° Ces messieurs de l'état-major se sont fort intéressés à
l'examen de vos oreillettes. »

« 2° L'artilleur attaché à la pièce courte de 220 millimètres,
avec charge de 26 kilogrammes de poudre et projectiles de
100 kilogrammes, pièce des plus bruyantes et des plus douloureuses, tant pour l'oreille que par l'ébranlement cérébral, n'a pas voulu, pen dant toute la durée des exercices, se
dessaisir, malgré l'invitation qui lui en était faite, du petit
appareil n° 2, que le médecin-major lui avait appliqué avec
soin. (Modèle avec empreinte en relief de la conque.) »

« 3° Qu'en ce qui regarde les téléphonistes, ceux du départ,
placés au milieu du brouhaha des ordres s'entrecroisant, des
mouvements d'hommes, de chevaux et de choses non sans
fracas, de sons de trompettes, le tout agrémenté de coups de
canon, n'entendaient pas, et surtout ne comprenaient pas les
réponses faites par leurs collègues qui, à plusieurs kilomètres, devaient à chaque coup leur transmettre le résultat des
cibles (1). Or, ces téléphonistes du camp ont été très satisfaits
d'être plus isolés, pour ainsi dire, par vos appareils plans, des
bruits faits autour d'eux, isolés, dis-je, car ces moyens ne
laissent arriver à leurs oreilles que des sonorités fortes très
atténuées et leur permettant de percevoir plus distinctement

---

(1) C'est ainsi qu'au lieu de ces mots répétés : *Écoutez mieux*, les interrogateurs avaient cru entendre une série de..... N.. d. D....

la parole ou conversation transmise de loin par l'appareil électrique. »

i) Il me restait enfin, pour finir, à procéder à des vérifications scientifiques, consistant à mesurer comparativement les amplitudes avec un son ou un bruit constant, c'est ce que j'ai réalisé avec le concours bienveillant et éclairé de M. Coque, préparateur de physique à la Faculté de médecine de Lyon.

L'application directe de la méthode graphique ne pouvait pas se faire très commodément ici ; le phonotographe de Scott se prêtant mal au genre d'expérience dont il s'agit, et les tambours de Marey ne présentant pas une sensibilité suffisante, j'ai eu recours à la méthode des flammes manométriques. Il était nécessaire d'avoir une source sonore donnant un son absolument constant. Nous avons pris pour cela un diapason donnant le sol, lequel diapason est entretenu en vibration par un moteur électrique. Le résonnateur correspondant est relié par un tube en caoutchouc avec la flamme manométrique, et sur ce tube en caoutchouc j'intercale un bout de tube de verre, dans lequel étaient introduites les substances en expériences. Enfin au lieu d'examiner directement la flamme sur les miroirs tournants, on la projeta sur un écran au moyen d'un disque rotatif portant cinq lentilles d'égal pouvoir dioptrique. Cette disposition permet de photographier l'immage des flammes.

J'ai fait quatre expériences :

La première à vide ;

La deuxième, en introduisant sur le tube de verre un tampon de coton ;

La troisième, avec un tampon de paille de fer ;

La quatrième, avec un tampon de paille de plomb.

L'amplitude des vibrations a diminué progressivement. Ce résultat permet d'admettre que ces matières entrent en vibration et que, à cause de leur masse, l'amplitude des oscillations sonores est diminuée. Il est permis d'admettre aussi que la diminution eût été plus grande avec du platine (l'expérience n'a pas été faite).

La difficulté d'avoir un bruit violent soutenu a fait ajourner cet ordre d'expérimentation.

j) J'attends aussi l'occasion de réaliser le contrôle de l'application de mes moyens préventifs turban, et oreillettes, à des animaux placés sous les infernales coupoles en fer.

En résumé, il résulte de ces données expérimentales que, pratiquement, mon triple but a été atteint, à savoir que :

1° J'ai sûrement prévenu toute rupture de la membrane du tympan et autres conséquences immédiates ou subséquentes de l'ébranlement excessif des parties moyennes et internes de l'oreille ;

2° J'ai rendu tolérables, pour l'ouïe, des vibrations très intenses donnant lieu à des bruits redoutables, ou seulement pénibles dans grand nombre de conditions ;

3° J'ai, notamment, conservé aux hommes ainsi exposés et protégés, la faculté d'entendre distinctement tous les ordres ou avis donnés au milieu du bruit, et même à grande distance.

VII. — **VUES THÉORIQUES.** — En ce qui concerne la théorie du mécanisme de l'atténuation de l'acuité des bruits les plus violents, sous l'influence bienfaisante de mon diaphragme, influence qui n'exclut pas et favorise même l'audition des sons modérés, des sons graves, et même de la parole chuchotée, je crois pouvoir mettre en avant les explications ci-après de ce double phénomène :

1° La conductibilité à travers des corps métalliques, et par leurs surfaces multipliées, devait assurer la transmission des sons proprement dits ; mais l'intervention des bruits soulevait une question plus complexe. « Et déjà, on conçoit que la transmission d'une musique ou parole douces se fasse par le conducteur non agité ou peu impressionné, inerte, pour ainsi dire, tandis que le même conducteur ou métal en filaments s'agite et vibre plus ou moins violemment sous l'intervention de l'ébranlement produit par la colonne aérienne chargée d'ondes sonores et retentissantes. » (Gouy.)

2° Je n'oserai pas, au second point de vue, invoquer la question d'écran proprement dit, car, si j'avais visé ce moyen, j'aurais recherché l'emploi d'une toile humide tendue au-devant de l'oreille, comme on en place des spécimens encadrés et mobiles au-devant des loges où l'on veut par instant s'isoler (soit en Italie) des bruits de la scène ou de l'orchestre pour se livrer à la conversation. En effet, tandis que l'écran proprement dit intercepte la plus grande partie, soit des rayons caloriques, soit une grande somme des vibrations sonores, mon diaphragme n'intercepte pas les sons musicaux, il n'y a donc point de parité sous ce rapport.

3° Mais mon tampon, composé de lamelles métalliques, fait en quelque sorte opposition à la filtration de toutes les ondes nombreuses, pour ainsi dire pêle-mêle et nées de chocs violents, discordants, confondus et simultanés; cela, du moins, me paraît devoir être.

4° Ce qui domine tout d'abord en mon engin, c'est qu'il remplit un premier rôle évident et tout mécanique, en ce sens qu'il brise et divise les ondulations aériennes tumultueuses, véhicules du son, comme les récifs de la falaise arrêtent et divisent la vague montante. Il tempère ainsi, en ne lui livrant que plus difficilement passage, l'arrivée en masse de la colonne d'air, qui, puissamment refoulée dans l'oreille, ferait, sans lui, courir à la membrane du tympan les plus grands dangers de déchirure. De ce chef, il est essentiellement protecteur.

Mais ce n'est pas là toute sa raison d'être et toute la vue théorique.

5° Ce qui n'est pas moins à considérer, c'est que, suivant notre expérimentation (i) sur la flamme manométrique, les obturations métalliques entrent en vibration et que les *amplitudes* des ondulations sonores ont été progressivement décroissantes, en passant successivement d'abord par l'air libre et ensuite par l'air + coton + paille de fer + paille de plomb, et cela en raison de la masse traversée de poids différents, mais à volume égal.

6° Déjà, il a été rappellé plus haut qu'en accoustique on était d'accord sur ce point, que la limite inférieure de la perception des sons par l'oreille correspond à 30 vibrations par seconde, et que des sons de 38,000 vibrations, limite supérieure, sont encore perceptibles, mais, ajoutons-nous, ces dernières causent déjà une sensation douloureuse. Que serait-ce avec les 80,000 constatées à l'Institut des poudres et salpêtres?

6° *bis* N'ai-je pas à rappeler aussi que le nombre des ondes est en raison inverse soit du rayon, soit de la longueur du corps vibrant, soit encore de sa densité? Or, mes lamelles ou pailles métalliques d'épaisseur égale, longues quoique repliées sur elles-mêmes, denses et conductrices, ne réalisent-elles pas ces conditions de modification et autres ci-après, en ce qui regarde les bruits?

7° En physiologie, on sait que la tension réalisée par le marteau auriculaire, tension que nous avons dit plus haut être instinctive et au besoin volontaire, produit une atténuation du son fondamental et permet d'entendre très distinctement les sons harmoniques. Ne se passerait-il pas quelque chose d'analogue dans mes expérimentations? Qui n'a remarqué, en effet, que la peau du tambour frappée dans son centre ou sur ses bords ne donne pas la même résonnance?

8° En ce qui regarde le pouvoir conducteur des métaux, du fer en particulier, les obstacles et la multiplicité des surfaces métalliques que j'ai mis en œuvre, on peut bien soutenir que la propagation des séries d'ondes sphériques a été brisée et que la sonorité a perdu de son intensité, selon la règle, en se réfléchissant plusieurs fois. N'ai-je pas, en effet, exposé plus haut que les ondes alternativement condensées et dilatées sont séparées par des ondes de repos et que les longitudinales, par exemple, pour ainsi dire indéfinies dans l'air, reviendront au repos lorsqu'elles seront arrêtées dans leurs tranches finales, en exécutant un mouvement de retour avec vitesse contraire?

9° N'est-il pas admis en acoustique, comme je l'ai rappelé plus haut, que des nœuds se produisent à la rencontre des impulsions successives directes et réfléchies, et que le croisement et les mouvements contraires éteignent les sons les plus aigus, surtout et plus particulièrement, dois-je ajouter, les bruits assourdissants? C'est, en effet, ce qu'on observe dans

certains cas d'interférence par retranchement. Le bruit stri-
dent et discordant des cymbales n'est-il pas harmonisé par la
caisse résonnante sur laquelle elles sont placées ?

10° J'ai encore, en dernier lieu, parlé de réfraction et de
diffraction s'accompagnant de déperditions de sons, en ajoutant qu'alors une partie des ondes se transforment en d'autres
mouvements qui n'impressionnent pas l'organe de l'ouïe.

C'est enfin ce qu'avaient sans doute bien prévu et évité,
dans l'antiquité, les architectes des stades chez les Grecs, des
cirques chez les Romains, où toute place était bonne pour
l'audition, et ce que l'on ne sait pas toujours prévoir dans
nos salles de spectacle.

En conséquence, cette analyse des sons, appliquée à celle
des bruits modifiés par les obstacles métalliques et divisés que
j'ai introduits dans mon *appareil* (oreillette métallique), analyse concernant la *conservation des sons proprement dits*,
l'atténuation des bruits violents et la *protection des organes
de l'ouïe*, m'a paru jeter un jour utile sur la notion complexe
de la théorie du mécanisme de ma proposition, et finalement
a confirmé les résultats et conséquences dénoncés déjà par
ma pratique expérimentale.

VIII. — **MOYENS PRÉVENTIFS**. — Sous ce titre, je ré-
sume ainsi les moyens essayés et les résultats obtenus :

Mes obturateurs, ou oreillettes protectrices, placés dans la
conque et pénétrant plus ou moins au-devant du conduit auditif externe, ont fourni, suivant leur double but à atteindre
simultanément, celui de l'atténuation des bruits violents et
celui de la perception de la parole, les résultats ci-après :

1° Obturateurs ou diaphragmes avec matières organiques.   défectueux.

2° Obturateurs en toiles métalliques superposés. . . .   insuffisants.

3° Boulettes en paille de fer entourées de fils de soies
   difficiles à fixer. . . . .   satisfaisants.

4° Boulettes en fils de fer entourées de fils de soies difficiles à fixer. . . . .   imparfaits.

5º Pailles métalliques logées entre deux toiles métalli- ⎫ simple, bon,
ques avec surface plane interne et enveloppant tout ⎬ mais non su-
le pavillon de l'oreille. . . . . ⎭ périeur.

6º Pailles de métal logées dans une cupule en toile mé- ⎫ résultats
tallique moulée en relief conique sur le fond de la ⎬ supérieurs.
conque. . . . . ⎭

7º La paille de fer atténue l'intensité des bruits. . . .   bien.

La paille de fer conserve et reproduit la parole, même
à voix basse. . . . .   très bien.

8º La paille de plomb laisse arriver les paroles, même
chuchotées.   bien.

La paille de plomb semble atténuer mieux que le fer
les bruits violents. . . . .   très bien.

Ces oreillettes, du poids de 15 à 30 grammes, sont parfaitement suspendues au niveau des oreilles avec un lacet élastique passant sur le sommet de la tête et se reliant sous le menton.

La nécessité d'une application fixant hermétiquement l'appareil en relief dans l'intérieur du pavillon trouve une ressource importante dans la superposition de la petite lanière ou mentonnière du képi, par exemple.

Les *applications* à attendre de mes engins protecteurs de l'ouïe menacée, douloureusement impressionnée, ou empêchée au cours de fonctions importantes dans l'armée ou ailleurs, en rase campagne ou en des milieux confinés, me paraissent appelées à rendre des services.

Sans altérer en rien le courage et le mérite des hommes du génie militaire et de l'artillerie de terre ou de mer, ces applications, réservées même seulement aux plus exposés, pourront dans le présent conserver à l'armée des desservants précieux, assurer la transmission des ordres et avis les plus importants, directs ou téléphoniques, et préserver enfin, dans l'avenir, ces mêmes hommes des conséquences graves, la surdité par exemple, que laissent après eux les traumatismes de l'oreille.

En définitive, après avoir recueilli un double fait observé au cours d'expérimentations faites par moi et contrôlées par divers, je l'ai considéré comme pouvant être un moyen préventif contre des accidents ou traumatismes de l'oreille, contractés par suite d'explosions en rase campagne et surtout dans un milieu confiné, ou en conséquence de pratiques professionnelles de tous les jours.

J'en ai recherché la théorie scientifique pour en contrôler la valeur aux points de vue de l'acoustique et de l'hygiène militaire et professionnelle.

J'ai résumé enfin, avec preuves à l'appui, les avantages et services que l'on est en droit d'attendre de ses applications, soit à l'armée, soit à l'industrie.

Nota. — **De l'application** *(Suite ou post-scriptum)*. — Cependant, quant à la mise en pratique, on peut exprimer quelques réflexions plus ou moins décevantes, qui ne m'ont point arrêté, et voici pourquoi :

J'estime, en effet, que dans la voie que je viens d'ouvrir, on pourra d'abord faire mieux que moi et que le génie scientifique fera bientôt le reste.

Les ouvriers chaudronniers et autres artisans de grosses œuvres ne refuseront-ils pas l'usage des oreillettes, de même que les ouvriers verriers ont refusé l'emploi de l'embout personnel devant les préserver de la contamination par la canne passée de bouche à bouche ? Eh bien, la nécessité toujours s'imposant, la question d'humanité, à ce dernier point de vue, a été autrement résolue en substituant, à l'intervention buccale, la soufflerie par l'air comprimé.

N'y aurait-il donc rien de radical à faire pour les riveurs et planeurs, qu'attend fatalement la surdité ?

Or, on peut déjà espérer voir remplacer le martelage assourdissant des rivets par la compression silencieuse de la presse hydraulique, non plus seulement dans une grande usine ou j'ai vu fonctionner ce système sur une grosse chaudière suspendue, quoique pesant 25,000 kilogrammes, mais encore la substitution s'étendre un peu partout et à domicile même, comme naguère dans la construction sur place du dernier gazomètre de la Guillotière ?

Encore un effort, et un problème nouveau est résolu.

A quand, maintenant, les progrès scientifiques bienfaisants appliqués aux choses de la guerre?

Question complexe, mais que la sollicitude éclairée de notre gouvernement voudra faire étudier et résoudre dans l'intérêt du service téléphonique récent et de l'arme aujourd'hui prépondérante, l'artillerie.